Abnehmen mit Yoga

-

Kinderleichtes Abnehmen durch die geheimen Techniken der natürlichen Fettverbrennung des Yoga

Inhaltsangabe:

Einleitung: Yoga als Fatburner – Erfolgreich abnehmen mit Yoga

Sie machen gerne Yoga-Übungen und möchten zudem ein paar Kilogramm an Körpergewicht verlieren? Dann ist das tatsächlich eine effektive und gesunde Kombination.

Viele Menschen betreiben Yoga schon als ihren Freizeitsport und sind von den körperlichen und geistigen Auswirkungen überzeugt. Einige Yoga-Arten werden aber im Kurs nie gelehrt und bleiben somit verborgen. Diese Arten des Yoga sorgen für einen erstaunlichen Verlust an Fett! Mit Arten der Meditation, Entspannung und Achtsamkeit werden die Energien im Körper zum fließen angeregt. Dies sorgt allein schon für die Beschleunigung des Stoffwechsels. Es gibt aber noch mehr was Yoga für die Gesundheit tun kann!

Wir zeigen Ihnen im Folgenden, wie Sie mit Hilfe von Yoga effektiv Gewicht reduzieren können. Und das ist garantiert einfacher, als Sie glauben. Lesen Sie selbst:

1. Kapitel: Die Geschichte des Yoga

Yoga und seine historischen Wurzeln

Es ist eine Tatsache: Yoga ist bereits sehr alt – wenn nicht sogar uralt. Man könnte auch annehmen, dass es sich bei Yoga um eines der ältesten Übungssysteme der Welt handelt, das auch heute noch praktiziert wird und sich noch immer stetig wachsender Beliebtheit erfreut.

Der Ursprung des Yoga liegt bereits Jahrtausende zurück. Sein Entstehungsort ist Indien. Bereits im Zeitraum zwischen 800 vor Christi Geburt bis 200 nach Christi Geburt entstanden die klassischen, grundlegenden Yoga Schriften. Diese gehen zurück auf die damaligen Rishis, die Seher. Bereits zu dieser Zeit stellte man sich die eine berechtigte Fragen nach dem Sinn des Lebens, danach, wer man wirklich ist, danach, was die Welt zu sein vermag. Nicht zu vergessen auch die Fragen nach dem Geschehen vor der Geburt und nach dem Tod. Gab es tatsächlich eine höhere Macht? Aufgrund der Beschäftigung mit derartigen Fragen traten die Rishis in einen meditativen Zustand ein. Denn nur in diesem Zustand konnten sie sich selbst und ihr Wesen so erforschen, wie es für die Beantwortung solcher Fragen erforderlich gewesen ist.

Yoga und seine Entwicklung in Indien

Wirft man einen Blick auf die geschichtliche Entwicklung des Yoga, so kann man mehrere Etappen der Entwicklung feststellen:

- Die Anwendung von Yoga war früher nicht auf bestimmte Gesellschaftsschichten beschränkt, sondern betraf alle. Diese Zeit wird als "Goldene Zeit" bezeichnet.

- Bereits im indischen Altertum wurden die Heiligen Schriften verfasst, hierin finden sich erste Ansätze für das heute bekannte Yoga.

- Um etwa 500 vor Christi Geburt entstanden die Lehren Buddhas und damit der Buddhismus. Zu diesem Zeitpunkt kam es zu einer Erneuerung des bis dahin bekannten Yogas.

- Im Mittelalter Indiens wurde das Land von vielen Steppenvölkern erobert. Die bis dahin errichteten Yoga Universitäten, die Yoga zwischenzeitlich populär gemacht hatten, wurden geschlossen. Es ist nicht verwunderlich, dass sich Yoga zurückzog und nunmehr auf die Mönchsorden und Familientraditionen beschränkte.

- Im 17. Jahrhundert wurde Indien von den Engländern erobert und damit zur "Krone des britischen Empire" gekürt. Indien wurde zum Rohstofflieferanten für Tee und Baumwolle und zum damals größten Absatzmarkt für den Textilbereich. In der Folge bildete dies die Grundlage für die Industrialisierung Englands und zugleich zum wirtschaftlichen Untergang des eigenen Landes.

- Indien entwickelte sich von einem der reichsten zu einem der ärmsten Länder binnen 2 Jahrhunderte.

- Im 19. Jahrhundert wurde die Renaissance des Yoga eingeleitet.

- Seit 1947 ist Indien ein unabhängiges Land, es wurden neue Universitäten eröffnet und darin die ersten Ausbildungen zum Yogalehrer entwickelt.

- Seit 1990 erfreute sich Yoga in Indien einer stets steigenden Beliebtheit, zugleich durchlebte Indiens Gesellschaft vielseitige wirtschaftliche und kulturelle Veränderungen. Yoga wurde in vielen Teilen des Landes zum Pflichtfach im Schulunterricht.

Yoga und seine Verbreitung gen Westen

Aufgrund der lebhaften Handelsrouten fand ein reger Austausch zwischen Indien, Persien, dem Mittelmeerraum und der römischen Kultur statt. Im 18. Jahrhundert weitete sich die Faszination Indiens auch auf Europa aus, darunter insbesondere auch in Deutschland. Goethe wäre ein Beispiel als Liebhaber Indiens und seiner Kultur. Auch im 19. und 20. Jahrhundert hielt diese Faszination an und verlieh sich einen Ausdruck mit Hilfe von Nietzsche oder auch Hermann Hesse. Yoga-Techniken kamen im Laufe des 19. Jahrhunderts nach Deutschland und in den übrigen Westen. Die erste Yoga-Schule wurde in den 1930er Jahren in Berlin eröffnet. Auch nach dem zweiten Weltkrieg wurde Yoga stetig populärer: Es wurden Yoga-Zentren eröffnet, viele Europäer unternahmen eine Reise nach Indien und brachten das erlangte Wissen zurück. In immer neuen Wellen erhielt das Phänomen "Yoga" neuen Auftrieb, bis es schließlich in den 90er Jahren zu einem wichtigen Teil der (deutschen) Gesellschaft wurde. Aufgrund wissenschaftlicher Studien konnte die Wirksamkeit von Yoga nun belegt werden. Heute fördern einige Krankenkassen den Besuch von Yoga-Stunden um die eigene Gesundheit zu fördern.

2. Kapitel: Yoga als Übung zur Entspannung

Stress ist ein ständiger Begleiter in unserem Alltag. Aus diesem Grund ist es nicht verwunderlich, dass auch die Entspannung zu einem wichtigen Bestandteil in unserem Leben wird. Denn wer Energie im Laufe des Tages verliert, muss sein Akku auch wieder entsprechend aufladen (können). Das wird dann schwierig, wenn die Energie stetig "verloren" geht. Aufgrund des Stressgefühls spannen wir einige Körperstellen besonders an, beispielsweise unseren Nacken oder den Rücken. Hier sollten Sie sich selbst einmal genau beobachten. Was löst bei Ihnen Stress aus? Körperliche Aktivitäten oder Denkarbeit? Um eine Regeneration herbeizuführen, ist Entspannung notwendig – und das ganz bewusst. Mit Hilfe von Yoga-Übungen ist eine intensive Erholung nach kurzer Zeit möglich – und das auch als Anfänger. Allein das Auf-der-Couch-sitzen-und-Fernsehschauen ist nicht halb so wirkungsvoll.

Die unerlässliche Tiefenentspannung während des Yogas

Wenn Sie sich mit Yoga ein bisschen näher befassen, werden Sie schnell feststellen wie wichtig die Tiefenentspannung ist. Sie ist ein unerlässlicher Bestandteil einer Yogastunde. Bereits zu Beginn einer solchen Stunde erfolgt die Entspannung für einige Minuten, dann wird sie für 10 bis 15 Minuten zum Ende der Stunde noch einmal wiederholt. Diese beiden Teile sollten aufgrund von Zeitmangel nicht weggelassen werden. Neben dem Ruheempfinden bietet die Tiefenentspannung noch weitere Vorteile: sie löst nicht nur die Anspannungen, sondern führt auch noch dazu, dass Stresshormone abgebaut und Glückshormone ausgeschüttet werden. Der eigene Kreislauf hat nun die Möglichkeit, zur Ruhe zu kommen. Das Immunsystem wird im Gegenzug hierzu angeregt. Es kommt zudem zu einem mentalen Spannungsabbau, so dass man sich ruhiger und ausgeglichener fühlt. Und das beste am Ganzen: Die Yoga-Entspannungsübungen sind sehr einfach in ihrer Durchführung.

Eine kurze Entspannungsphase im hektischen Alltag

Auch im Bereich des Yoga gibt es einige Techniken, die lediglich ein kleines Zeitfenster in Anspruch nehmen und dennoch effektiv sind, die so genannten Kurz-Entspannungs-Techniken. Diese können durch Sie während Ihres Alltags angewandt werden, ohne zu viel Zeit hierfür "opfern" zu müssen. Empfehlenswert ist es, die Techniken etwa alle zwei Stunden in den Alltag zu integrieren. Aber keine Angst, es handelt sich dabei nicht um ein 45-Minuten-Sportprogramm. Es ist lediglich ein Zeitaufwand von einer halben bis maximal zwei Minuten notwendig. Jede der nachfolgenden Übungen reicht für sich alleine bereits aus, um der Entspannung etwas näher zu kommen. Natürlich können Sie diese aber auch kombinieren, um einen höheren Wirkungsgrad zu erzielen.

- Konzentrieren Sie sich auf die Bauchatmung.

- Konzentrieren Sie sich auf Schlüssel-Punkte Ihres Körpers, so beispielsweise die Fußsohlen, die Schultern, die Augen.

- Spannen Sie Ihre Körperteile von unten nach oben an und lassen Sie die Anspannung wieder fallen.

- Konzentrieren Sie sich auf die Erwärmung Ihrer Hände.

- Stellen Sie sich das Meeresrauschen vor oder eine Waldlichtung.

- Konzentrieren Sie sich auf die Erschwerung von Körperteilen. Beispielsweise "Mein rechtes Bein wird schwer...".

Bereits hier lässt sich erkennen, dass man ganz einfach kurze Übungen in den Alltag integrieren kann.

3. Kapitel: Kann man mit Yoga tatsächlich abnehmen?

Abnehmen ist ein schwieriges Thema und erst recht, wenn man bereits viele Methoden durchprobiert hat, von Diäten bis zur Kur, bis hin zu einem straffen sportlichen Trainingsplan und einer kompletten Ernährungsumstellung. Das ist auch alles gut und schön, allerdings gibt es genügend Menschen, die sehr viel arbeiten und aus diesem Grund nicht sehr flexibel in ihrer Zeiteinteilung sind. Tatsächlich stellt sich also die Frage, ob man den Pfunden auf der Hüfte bereits mit ein paar Yoga-Übungen zu Leibe rücken kann.

Machen Sie sich hierfür bewusst: Menschen, die sich auch äußerlich so mögen, wie sie sind, strahlen dies auch nach außen aus – sie sind selbstbewusster und haben ein selbstsichereres Auftreten.

Die Bikinifigur im Winter erreichen? Ja, tatsächlich ist es auch in der jetzigen Jahreszeit noch zu spät, sich dieses Ziel zu stecken. Das Rundumwohlgefühl in seinem Körper sollte nicht von der Jahreszeit abhängig gemacht werden. Es wäre doch toll, auch in der Winterzeit nach dem Duschen vor dem Spiegel zu stehen und nicht die Hände vor die Augen zu legen, damit man das Elend nicht noch sehen muss. Wenn mal nicht der weite Poncho herhalten muss, um die überschüssigen Pfunde zu verstecken.

Dieses Übergewicht ist oftmals eine Folge von Frustessen, denn wer schlechte Laune hat oder gestresst ist, wer unter Druck steht, der greift schnell mal einmal öfter zu einem Schokoriegel oder zu Chips, um sich auf diese Weise eine Belohnung oder auch das Gefühl der Befriedigung zu verschaffen. Viele haben diesen – durchaus verständlichen – Drang tagsüber unter Kontrolle und verlieren abends, wenn sie gemütlich auf der Couch sitzen, die Beherrschung. Viel Stress bedeutet weniger Zeit um Essen bzw. dass man diese Zeit schlichtweg nicht hat. Aus diesem Grund erfolgt die Nahrungsaufnahme ganz nebenbei – am besten das Fertiggericht fix in die Mikrowelle, 10 Minuten warten und fix in den Mund schaufeln. Jegliche Diät wird scheitern, wenn man solche Gewohnheiten an den Tag legt.

Mit Hilfe von Yoga können Sie jedoch Ihren Stresspegel senken, zudem lernen Sie Ihren eigenen Körper etwas besser kennen und lernen außerdem, die Bedürfnisse des Körpers einzuschätzen und entsprechend zu befriedigen. Yoga zusammen mit einer Mediation ermöglicht eine Senkung des Blutdrucks, das Herz schlägt ruhiger. Der Körper kommt zur Ruhe, der Stresspegel, den wir im Alltag ständig mit uns tragen, wird geringer. Tatsächlich sind das Gefühl der inneren Ruhe und Entspannung die wichtigsten Voraussetzungen für den erfolgreichen Abschluss einer Diät. Beschäftigen Sie sich eingehender mit Ihrem Körper. Sie werden zeitnah feststellen, dass, wenn Sie sehr kalorienreiche Nahrung zu sich nehmen, ein Tief an Energie folgt. Waren Sie nach einem fettigen Burger nicht stets für eine gewisse Zeit besonders müde? Vielleicht traten sogar Blähungen oder andere Probleme auf. Hören Sie auf Ihren Körper.

4. Kapitel: Die 5 Arten des Yogas als Fatburner

Welches Yoga passt zu welchem Typ Mensch?

Yoga ist sehr vielseitig und schon viele Hundert Jahre alt, es ist folglich nicht verwunderlich, dass sich die Techniken stetig weiterentwickeln und nicht für Jeden ist das Bikram, das Hatha oder auch das Kundalini Yoga gleich gut geeignet. Das grundlegende Entscheidungskriterium – bei über 130 Variationen des Yoga nicht ganz unerheblich - bei Yoga ist der eigene Wohlfühlfaktor. Nicht Jedem gefallen Gesänge, nicht Jeder ist in der Lage akrobatische Übungen zu vollbringen. Nachfolgend einmal fünf Arten für Sie zusammengestellt. Entscheiden Sie selbst, welche Art am besten zu Ihnen passt und Ihnen beim Entspannen und Abnehmen hilft.

Yoga für einen erholsamen und guten Schlaf: Hatha Yoga

Bei dieser Art Yogahandelt es sich um eine gute Variante für Anfänger in diesem Bereich und für diejenigen, die körperlich weniger fit sind. Bei uns zulande wird diese Form des Yoga eher sanft und beruhigend ausgeübt. Es werden ruhende Stellungen des Körpers eingenommen, in denen vergleichsweise lang verblieben wird, verschiedene Atemübungen und Mediation runden das Programm ab. Dadurch wird das Herz-Kreislauf-System beruhigt. Bereits wissenschaftlich bewiesen ist zudem, dass das Hatha Yoga – wendet man es regelmäßig an – eine dauerhafte Reduktion der Stresshormone zur Folge hat. Es bewirkt eine Ausgeglichenheit und einen besseren Schlaf.

Das Kundalini Yoga

Diese Form des Yoga eignet sich für Jedermann, denn es gibt entsprechend für Jeden, ob Anfänger oder Fortgeschritten, eine anzuwendende Variante. Jede Stunde dieses Yoga ist in ihrem Aufbau immer gleich: Zunächst kommt es zu einer Aufwärmung, dann kommt es zum Gesang von Mantren, bis hin zur Übungsreihe nebst einer langen und tiefen Phase der Entspannung, der Meditation, bis zuletzt erneut die Mantren gesungen werden.

Für körperbewusste Sportler: das Ashtanga Yoga

Diese Variante des Yogas zielt besonders auf die Kondition und die Atemtechnik ab, dies bedeutet, dass die Bewegungen sehr stark körperorientiert sind. Aus diesem Grund kommt man bei dieser Variante besonders schnell und gut ins Schwitzen. Die Pfunde purzeln hierbei am schnellsten. Zudem wird die Durchblutung angeregt ebenso wie der Lymphfluss. Sie haben keine Angst vor Schweißperlen auf der Stirn und Anstrengung? Dann ist diese Variante genau das richtige für Sie.

Für die Luftakrobaten unter uns: Anti-Gravity Yoga

Wenn man sich diese Form des Yoga einmal ansieht, erinnert sie schnell an Luftakrobatik. Bei diesem Training werden Elemente aus dem Pilates, Ballett und der Gymnastik miteinander kombiniert. Auf diese Weise werden alle Muskelbereiche beansprucht und entsprechend trainiert. Mit Hilfe von bunten Trapeztüchern hängt man in der Luft. Ständig muss man den Körper ausbalancieren, so dass es insbesondere zu einer Stärkung der Tiefenmuskulatur kommt. Man hängt über dem Kopf, dadurch soll es zu einer Anregung des Stoffwechsels kommen. Zudem soll der Hormonhaushalt auf diese Weise in reine Bahnen geleitet werden. Und das Beste: es kommt nicht zu einer Überlastung oder auch Überbelastung der Gelenke, denn auf ihnen lastet kein Gewicht, stattdessen werden sie gelockert. Beim Entspannen kugelt man sich in dem Tuch ein und relaxt einfach.

Insbesondere für Frauen: Luna Yoga

Bei dem Luna Yoga handelt es sich um eine sehr sanfte Variante des Yoga, welche sich überwiegend an Frauen richtet, da die Übungen speziell auf den weiblichen Körper ausgerichtet sind. So wird beispielsweise die Beckenbodenmuskulatur gestärkt, es kommt zu einer Regulierung der Hormone und zu einer positiven Einflussnahme auf den Zyklus. Mit Hilfe des Luna Yoga können die Beschwerden während der Menstruation gelindert werden, gleiches gilt für prämenstruale Symptome. Außerdem kommt es zu einer Stimulation von Reflexzonen, die Sexualorgane werden entspannt. Zum Abschluss des Trainings erfolgt eine Meditation.

Ihre Entscheidung

Jetzt sind Sie gefragt. Für welchen Yoga-Typ entscheiden Sie sich? Betrachten Sie sich dabei realistisch. Wenn Sie körperlich nicht so fit sind, ist die Anti-Gravity Variante wohl eher nicht zu empfehlen. Natürlich ist es Ihnen überlassen, jede Variante ruhig auszuprobieren und sich erst dann für eine Methode zu entscheiden.

5.Kapitel: 10 Übungen zum erfolgreichen Abnehmen mit Yoga

Abnehmen mit Yoga funktioniert – und das ganz ohne Stress und dennoch auf effektive Art und Weise. Mit diesen 10 Übungen schaffen auch Sie es, eine straffe und schlanke Figur zu formen und dabei dennoch das Gefühl der Entspannung zu spüren.

Bei dem Fatburn-Yoga geht es darum, den Fluss beizubehalten. Das bedeutet, dass nicht jede Übung einzeln durchgeführt und abgeschlossen wird, sondern diese fließend ineinander übergehen. Genau hierin liegt auch das Geheimnis des Abnehmens. So kommt es mit Hilfe des Workouts nicht nur zu einem ganzkörperlichen Muskelaufbau, sondern auch zu einer Verbesserung der Ausdauer und zur Fettverbrennung. Und so wird trainiert:

- Es kommt nicht zu einer Abfolge von Übungen, sondern diese gehen ineinander über.

- Bei den ersten beiden Durchgängen sollten Sie darauf achten, dass Sie die Bewegung so ausführen, dass Sie in der Lage sind, zweimal ein- und auszuatmen.

- Sie sollten stets mit dem rechten Bein beginnen und dann zum linken Bein übergehen.

- Bei Einsteigern, also Menschen, die noch nie Yoga ausgeübt haben, empfiehlt sich eine tägliche Workout-Dauer von 15 Minuten. Sind Sie bereits Yoga-geübt, so sollten Sie das Tempo steigern und jeden zweiten Tag etwa 30 Minuten trainieren.

Der Stuhl

Hierbei kommt es zu einem Training für die Beine, den Rumpf und den Po. Stellen Sie sich hüftbreit auf, halten Sie den Kopf nach oben und ziehen Sie Ihre Schulterblätter zueinander. Schieben Sie Ihr Steißbein nach vorne und drücken es gleichzeitig nach unten. Sie sollten diese Bewegung in Ihrem Rücken spüren können. Halten Sie Spannung in den Armen und strecken Sie diese nach unten. Dabei spreizen Sie Ihre Finger, die Handinnenflächen zeigen zum Körper. Atmen Sie nun tief ein und aus. Beim Einatmen führen Sie Ihre gestreckten Arme nun nach oben, solange, bis die Handinnenflächen zueinander gerichtet sind. Halten Sie Ihren Blick schräg nach oben gerichtet. Beim Ausatmen sollten Sie nun in die Yoga-Haltung "der Stuhl" übergehen. Hierzu beugen Sie die Knie möglichst tief, Ihren Po dabei möglichst weit nach hinten schieben. Bei dieser Übung sollten die Knie sich stets über den Fußspitzen befinden, die Arme stellen eine Verlängerung Ihres Rückens dar. Und wofür ist diese Übung? Es kommt zu einer Kräftigung des Pos, der Beine und des Rumpfes, zudem werden der Stoffwechsel und die Verdauung angeregt.

Das Brett

Bei dieser Übung kommt es zu einem Training des Bauches, des Rückens und der Arme. Atmen Sie ein. Beugen Sie die Knie tief und führen Sie Ihre Arme nach hinten unten. Legen Sie Ihre Handflächen, deren Finger gespreizt sind, auf den Boden, rechts bzw. links neben Ihre Füße. Halten Sie Ihren Blick nach unten gerichtet. Atmen Sie aus, strecken Sie dabei das rechte Bein nach hinten aus, stellen Sie dieses auf die Zehenspitzen. Senken Sie Ihr Becken. Beim Einatmen strecken Sie Ihr linkes Bein ebenfalls nach hinten aus und stellen es – etwa hüftbreit auseinander – neben Ihr rechtes Bein. Schieben Sie Ihr Steißbein nach vorne und die Schulterblätter zueinander. Ziehen Sie zudem Ihren Bauchnabel Richtung Wirbelsäule. Diese Haltung wird als "Brett" bezeichnet, da der Körper nun eine Linie bildet. Diese Übung stärkt insbesondere Ihren Bauch, den Rücken, die Armmuskeln und regt außerdem den Stoffwechsel an.

Der herabschauender Hund

Atmen Sie aus und strecken Ihren Po weit nach hinten oben bis sich dieser über den Zehenspitzen befindet. Diese Haltung nennt sich "herabschauender Hund". Den Rücken gestreckt halten, die Arme ebenfalls strecken, die Fersen möglichst tief Richtung Fußboden ziehen. Zusammen mit dem Rücken befinden sich die Arme in einer Linie. Die Hände gen Boden drücken. Die Schultern nach unten ziehen, dabei die Schulterblätter möglichst weit zusammenziehen. Der Blick ist nach unten zum Boden gerichtet. Und was bringt der herabschauende Hund? Es kommt zu einer Kräftigung des gesamten Körpers, zudem wird dadurch eine höhere Beweglichkeit erreicht.

Der einbeinige Hund

Atmen Sie tief ein. Drücken Sie dabei Ihren rechten Arm noch etwas stärker in den Boden, so dass Sie Ihren rechten Fuß vom Boden anheben können. Strecken Sie das Bein weit nach hinten aus. Diese Haltung wird als "einbeiniger Hund" bezeichnet. Beachten Sie, dass Sie Ihre Hüfte stets gerade lassen. Links sollten Sie nun auf Ihre Zehenspitzen kommen, rechts die Fußspitze anziehen und die Ferse möglichst weit vom Körper wegschieben. Diese Übung strafft den Po und die Beine, sie stärkt zudem das Bindegewebe, die Schuler- und die Armmuskulatur.

Das Knie an die Brust ziehen

Atmen Sie aus und schieben den Körper dabei nach vorne, solange bis die Schultern sich über Ihren Händen befinden. Das rechte Bein, welches eine gestreckte Fußspitze aufweist, beugen und in Richtung Ihres Kinns ziehen. Bitte setzen Sie dabei nicht ab. Der Blick ist auf den Bauchnabel gerichtet, der Rücken wird rund. Beim Einatmen schieben Sie das rechte Bein wieder nach hinten, oben, so dass Sie wieder zum einbeinigen Hund "werden". Hierbei wird die Bauchmuskulatur gestärkt, ebenso wie die Beine und der Po.

Der seitliche Streckstütz

Beim Ausatmen nun den Körper nochmals nach vorne schieben. Ziehen Sie das rechte Bein, welches gebeugt war, zum linken Ellenbogen, strecken Sie sich dann seitlich und setzen Sie es mit angezogenen Zehenspitzen ab. Ziehen Sie nun die linke Fußspitze weit nach oben, wobei Sie Ihre Ferse absetzen. Nun befinden sich beide Beine in gestreckter Haltung. Beim Einatmen nun die linke Hand vom Boden abheben und den linken Arm weit nach oben strecken. Versuchen Sie nun, Ihren gesamten Körper mit dem rechten Arm nach oben zu schieben, hierfür heben Sie das Becken und das Brustbein, dabei die Finger spreizen. Nun befinden Sie sich im "seitlichen Streckstütz". Wenn Sie nun ausatmen, stellen Sie Ihre linke Hand etwa schulterbreit neben Ihre rechte auf den Boden. Beugen Sie dann Ihr rechtes Bein und ziehen es bis an Ihr Kinn. Der Rücken wird dabei gebeugt. Beim Einatmen nun das rechte Bein wieder in den einbeinigen Hund ausstrecken. Der seitliche Streckstütz dient dazu, insbesondere die seitliche Bauchmuskulatur zu kräftigen und zu straffen. Das sorgt für eine schmale Taille.

Der erste Krieger

Beim Ausatmen ziehen Sie nun das rechte Bein nach vorne. Machen Sie einen großen Ausfallschritt und setzen den Fuß zwischen den Händen ab. Dabei befindet sich Ihr rechtes Knie über dem Fußgelenk, Ihr rechter Fuß steht hingegen auf dem vorderen Ballen. Ihr Körper ist nun eine Linie – von der Ferse bis zum Kopf. Lösen Sie nun beide Hände vom Boden und strecken Sie diese über die Seiten und Schultern hinweg nach oben und kommen so in den "ersten Krieger". Konzentrieren Sie Ihre Kraft im linken Bein, spüren Sie die Dehnung im Oberschenkel. Verlängern Sie Ihren Rücken, indem Sie Ihr Steißbein sowohl nach vorne als auch nach hinten schieben. Der Blick ist stets nach vorne gerichtet. Mit Hilfe dieser Übung sorgen Sie für einen knackigen Po und feste Beinmuskeln.

Die Krieger-Variante

Wenn Sie nun ausatmen, drücken Sie Ihr linkes Knie gen Boden gegen einen Widerstand, den Sie sich vorstellen. Setzen Sie es dabei jedoch nicht ab. Formen Sie zugleich mit Ihren Hände Fäuste formen und die Arme in beugender Haltung nach hinten nehmen und runter ziehen. Versuchen Sie Ihre Arme so weit runter zu bekommen, bis die Fäuste etwa auf Hüfthöhe angelangt sind. Diese Variante des Kriegers widerholen Sie bitte dreimal. Beim Aufrichten stets einatmen, beim Absenken hingegen ausatmen. Bei dieser Übung wird das Beine- und Po-Training noch einmal intensiviert.

Der Twist

Beim Einatmen nun beide Arme so weit wie nur möglich nach oben in die Luft strecken. Halten Sie sie dabei etwa schulterbreit geöffnet. Beim Ausatmen nun den linken Fuß vom Boden anheben und etwa hüftbreit neben Ihren rechten Fuß abstellen. Beim Einatmen die Knie nun noch etwas stärker beugen und die Handinnenflächen in Höhe Ihres Herzens aufeinanderlegen. Beim Ausatmen nun den Oberkörper leicht nach rechts drehen und dabei Ihren linken Ellenbogen an die Außenseite Ihres Oberschenkels bewegen. Dabei sind Ihre Knie stets nebeneinander und Ihre Daumen bleiben vor Ihrem Brustbein. Nun haben Sie "den Twist" erreicht. Ihr Blick ist dabei stets in Richtung Decke gewiesen. Bei der Anwendung dieser Figur kommt es zu einer Kräftigung der tiefer sitzenden seitlichen Bauchmuskulatur, zudem werden der Rumpf und die Beine nochmals gestärkt.

Die End-Position

Atmen Sie nun tief ein und lösen sich aus dem Twist. Beide Arme strecken Sie weit nach oben und kommen zurück in den Stuhl. Strecken Sie dann Ihre Beine und richten sich auf, die Arme dabei weit über den Kopf heben. Beim Ausatmen nun die Arme wieder seitlich am Körper herab führen. Sie befinden sich nun wieder in der Position, in der das Workout gestartet ist. Atmen Sie tief ein und aus und beginnen nun erneut mit einer Serie dieser Übungen. Jetzt werden alle Übungen zur jeweils anderen Seite ausgeführt.

6. Kapitel: Die Ernährung im Yoga

Aus dem Alltag wissen wir, dass es ganz unterschiedliche Varianten und Formen der Ernährung gibt. Doch gibt es auch eine yogische Ernährungsweise? Die Antwort: Ja.

Wir kennen heutzutage ganz unterschiedliche und unzählige Ernährungsformen, dabei gibt es welche, um besonders schnell abzunehmen, um Muskeln aufzubauen oder aber auch um den Kampf gegen die Faltenbildung zu führen. Bei der yogischen Ernährungsweise werden hingegen drei zentrale Ziele verfolgt: ein gesunder und starker Körper, ein klarer und gesunder Geist und gutes Karma. Mit Hilfe von körperlicher Fitness, dem Gefühl der inneren Ruhe und Zufriedenheit und einem reinen Gewissen können Yoga und damit verbundene Meditationen zum Erfolg führen. Die Grundregeln für eine (erfolgreiche) yogische Ernährung:

Das Niyama "Saucha"

Hierbei geht es um die innere und äußere Reinheit. Dabei spielt die richtige Ernährung eine zentrale Rolle.

- Wir empfehlen ausschließlich Bio-Lebensmittel zu verwenden, damit Ihr Körper nicht zusätzlich mit Pestiziden belastet wird.

- Die Luft, die wir einatmen, enthält Giftstoffe, diesen können wir nicht ausweichen. Auch Ihr Körper produziert solche Giftstoffe, wenn Sie sich in Stresssituationen befinden. Diese sollten Sie möglichst schnell wieder loswerden. Zum Entgiften empfehlen wir das Trinken von viel stillem Wasser und Kräutertees. Helfen Sie Ihrem Körper bei der Reinigung.

- Versuchen Sie, Ihre Ernährung langsam umzustellen. Beobachten Sie Ihren Körper dabei, wie er sich an die veränderte Situation anpasst. Essen Sie nicht zu schnell, kauen Sie gründlich.

- Essen Sie überwiegend Obst, Gemüse und Nüsse, trinken Sie Milch. Vermeiden Sie hingegen Fertigprodukte und Fast Food.

Das Yama "Ashimsa"

Die Bedeutung von "Ashimsa" ist "gewaltfrei". Das bedeutet in Bezug auf die Ernährung, dass alle Lebensmittel, die Sie verwenden, gewaltfrei produziert worden sein sollten. Eine logische Schlussfolgerung: eine vegane oder vegetarische Ernährung einzuschlagen. Dennoch müssen Sie nicht vollkommen auf Fleisch verzichten, aber reduzieren Sie Ihren Konsum diesbezüglich.

Das Yama "Asteya"

Die Bedeutung von "Asteya" ist dem Grunde nach "nicht stehlen". Was hat das nun mit yogischer Ernährung zu tun? Zum einen ist es in Bezug auf eine faire Preisgestaltung bezüglich der Lebensmittel zu sehen, die Sie kaufen, denn der jeweilige Produzent oder Erzeuger muss davon seinen Lebensunterhalt bestreiten können. Zudem sollten Sie Wert auf regionale Produkte legen.

Das Yama "Aparigraha"

Sie sollten nicht gierig sein und dazu auch Niemanden ausnutzen. Genau das besagt Aparigraha. Hinzu kommt ein Konsum in Maßen.

Bei der yogischen Ernährungsweise werden insbesondere Lebensmittel zu sich genommen, die eine ausgleichende Auswirkung auf den Blutzuckerspiegel haben und zugleich sowohl den Körper als auch den Geist mit ausreichend Nährstoffen versorgen. Hinzu tritt eine leichte Verdaulichkeit und ein fairer und gewaltfreier Handel.

Nachwort

Abschließend möchte Ich mich noch einmal von ganzem Herzen bei Dir bedanken.

Mit dem Erwerb dieses Ratgebers hast Du mir gezeigt, dass Du Vertrauen in mich, meine Erfahrungen und meine Arbeit gesetzt haben.

All das Wissen habe Ich mir über die Jahre mühsam angeeignet und versuche dieses nun so gut und verständlich wie möglich Dir mit auf den Weg zu geben. Ich hoffe Ich kann Dich damit auf Ihrem Lebensweg unterstützen!

Ich hoffe, dass Du einiges aus diesem, bewusst kurz gehaltenen Ratgeber, der alles knackig auf den Punkt bringen sollte, mitnehmen konntest und mit den Inhalten, Tipps und Trick positive Veränderungen erzielen kannst.

Über ein Feedback Deinerseits, mittels einer Bewertung auf Amazon, würde ich mich sehr freuen und es sehr schätzen!

Ich wünsche Dir für deine Zukunft alles erdenklich Gute und hoffe Dich auch weiter auf deinem Weg, mit meinen Erfahrungen und Tipps, unterstützen zu dürfen.

Herzlich grüßt,

Susanne May

Bonus-Kapitel:

Um meine Dankbarkeit noch ein bisschen mehr zum Ausdruck zu bringen möchte ich Dir hier einen kleinen Ausschnitt aus meinem Buch: **Selbsthypnose lernen** kostenlos schenken. Den Link zum Buch findest Du auch nach diesem Kapitel unter den Büchern der Autorin. Viel Spaß!

Kapitel 4: Wie hypnotisiere ich mich selbst?

Zu allererst muss Dir bewusst sein, dass die Selbsthypnose nichts mit Hokuspokus oder der Manipulation anderer zu tun hat. Das mach Du für dich selbst, um dich persönlich zu verbessern oder gesetzte Ziele zu erreichen.

Du beginnst mit dem Schließen Deiner Augen und mit dem Versuch, alle aktuellen Gedanken loszuwerden. Ich betitle dies als Versuch, da sich das schon recht schwierig gestaltet. Alltagssorgen und Arbeitsprobleme schleichen sich oft in den Kopf. Zwinge dich mehr oder weniger, sie loszulassen, indem Du sie recht neutral und als momentan unwichtig betrachtest. Bleibe dennoch konzentriert! Alle Gedanken loszuwerden heißt nicht gleich, dass die Contenance absolut abbricht.

Auch kannst Du dich visuell von Gedanken losreißen, indem Du Deinen Fokus auf einen kleinen, ruhigen Punkt lenkst. Bewegende Bilder sind mehr als kontraproduktiv, da Du abgelenkt wirst und Dein Gehirn die sich verändernden Eindrücke erst verarbeiten muss. Stelle Dir vor, wie Deine Augenlider stetig schwerer werden, bis Du letztendlich Deine Augen schließt.

Nun folgt der Teil, in dem Du alle Deine Sorgen über Bord wirfst und dich richtig entspannst. Führe Dir fast bildlich vor Augen, wie jede Sorge und jeder Zwist nach und nach Deinen Körper verlässt, wie Du immer leichter wirst. Dabei kannst du

Körperteil nach Körperteil von Fuß bis Kopf entspannen lassen. Zur Vereinfachung kannst Du Dir dies verbildlichen, dass Deine Sorgen zum Beispiel wie Wasser aus Dir fließen oder Bänder und Lichter Deine Gliedmaßen verlassen.

Als nächstes assoziierst Du tiefes Ein- und Ausatmen mit positiven und negativen Gedanken. Beim Einatmen erhältst Du frischen Sauerstoff zum Leben. Verbinde dies mit den positiven Folgen, die Du nach dem Erreichen Deiner Ziele genießen kannst. Denk an engere Kleider, wenn Du Gewicht verlieren willst! Denk an Joggen, wenn Du nach dem Aufgeben des Rauchens wieder mehr Kondition hast. Drehe dieses Gedankenspiel beim Ausatmen rum – die verbrauchte Luft strömt nach außen. Rufe Dir hier negative Folgen beim Versagen vor die Augen, Nervosität und Zukunftsangst. Lass beide Gedanken in Deinen Kopf, während Du atmest.
Denke nun an ein Szenario, in dem Du viele Sinne benutzt. Denk an Pfefferminze – wie sie aussieht, wie sie schmeckt, wie sie riecht, wie sich die Blättchen zwischen den Fingern anfühlen, wie sich der Kiefer beim Kauen oder Tee trinken hörbar bewegt. Verbinde die sinnlichen Eindrücke mit Deinen Zielen, welche Sinne helfen Dir persönlich bei der Bewältigung Deiner Probleme? Welche Sinne haben mit welchen Charaktereigenschaften zu tun?
Du solltest jetzt vollkommen entspannt sein. Führe Dir jetzt eine zehnstufige Treppe vor, an deren oberen Ende Deine Position ist. Stell Dir die Treppe ganz genau vor, welches Holz, überhaupt Holz etc. Bis zur fünften Stufe reicht das Wasser, dessen physische Gestalt Du Dir ausdenken kannst. Es sollte jedoch ruhiges Wasser sein, da es ja Entspannungszwecken dient.

Geh die Treppe mit Gelassenheit hinab, lass dabei jede Stufe auf der Du dich in dem Moment befindest in Deinem Fokus. Nacheinander trittst Du diese Stufen hinunter und kommst dem Wasser näher. Wie ist das Gefühl, auf der jeweiligen Stufe zu stehen? Ab der fünften Stufe bemerkst Du, wie das Wasser Deine Füße erfrischt, das Wasser ist klar und reinigend für dich. Immer tiefer steigend steigt auch das Wasser um dich herum an Dir herauf. Es gibt jedoch kein Bedrückungsgefühl. Akzeptiere einfach, dass es um dich existiert, dich aber nicht verletzen kann. Das Wasser saugt alle Sorgen aus Dir heraus und schwemmt sie weg von Dir.

Spürst Du nun den Wind, der über das Wasser zieht? Eine leichte Brise, die Deine Gedanken wieder löst. Du musst nicht mal unbedingt an irgendwas denken. Es könnte möglich sein, dass Du ein leichtes Drehgefühl verspürst, lass dich darauf ein! Erreichst Du dieses Gefühl nicht, versuch es erneut mit einem stärkeren Willen, das Ziel zu erreichen. Befindest Du dich jetzt in diesem Zustand, führe Dir die Gründe der Selbsthypnose vor Augen – Marotten ablegen oder Charaktereigenschaften ändern. Was genau willst Du ändern? Denk in Gegenwart und Zukunft, sprich mit der Stimme in Deinem Kopf.

Stell Dir nun verschiedene Gefäße im Wasser vor, Du kannst sie visuell wahrnehmen, da das Wasser so klar ist. Beginne mit dem linken Gefäß und öffne es. Das Gefäß ist mit Worten gefüllt, die Du Dir selbst zurechtlegst. Wenn Du zum Beispiel an Deiner Geduld arbeiten willst, könnten die Worte in etwa sein: „Wenn ich das Gefäß öffne, übernehme ich dessen Inhalt. Ich werde ruhiger und gelassener. Ich werde Umstände besser akzeptieren, wenn ich sie nicht ändern kann. Gewisse Dinge benötigen gewisse Zeit, die ihnen auch zustehen sollte. Ich bin ruhig und konzentriert, ich reagiere auch dementsprechend."

Gib dabei Acht, dass Du nichts negierst. Sag, dass Du ruhiger und gelassener wirst, anstatt dass Du nicht mehr überreagierst. So rufst Du Dir nur die negativen Folgen Deiner Angewohnheit vor Augen, wobei das Ziel sehr viel motivierender sein kann. Vermeide auch unbedingt den Konjunktiv („Ich könnte gelassener werden."), denn das macht Deine Aussagen vage. Du solltest jedoch fest daran glauben, dass es ohne Wenn und Aber besser wird – und nicht besser werden könnte. Solltest Du chronischen Krankheiten entgegentreten wollen, sprich laut aus, dass sich das betroffene Körperteil gut anfühlt oder sich ohne Schmerzen bewegen lässt.

Du kannst den jeweiligen Inhalt so oft wiederholen, bis Du damit im Reinen bist. Lass dir unbedingt Zeit! Arbeite die Gefäße nicht in dem Wissen ab, schnellstmöglich fertig zu werden, sondern dass deren Kontext auch wirklich bei Dir ankommt. Lass also auch zwischen den Gefäßen Zeit, indem Du zum Beispiel währenddessen das Wasser erkundest. Hake alle nacheinander ab und nimm Dir den Inhalt klar zu Herzen.

Aus der Hypnose hinaus gelangst Du genauso, wie Du in sie hereingekommen bist. Du gehst die Stufen wieder aufwärts, wieder Schritt für Schritt, bis Du an der fünften Stufe angekommen bist. Nun kannst Du aus dem Wasser austreten – falls dich dabei ein Gewicht belastet, mache es ähnlich wie zuvor und lass es einfach davon gleiten. Du gehst die Treppe Stufe für Stufe weiter nach oben und behältst auch wieder jede Stufe im Fokus. Habe den Willen, die Treppe weiter zu erklimmen, bis zu letzten Stufe.

Wichtig zu erwähnen ist, dass das Wasser nicht die einzig wahre Methode ist. Du kannst kreativ sein und selbst entscheiden, was sich um dich herum befindet. Vielleicht funktioniert die veränderte Vision noch besser für dich!

Der Schluss der Selbsthypnose ist entscheidend. Lass Dir wieder Zeit, sei konzentriert und trotzdem gelassen. Niemand drängt dich! Suche Dir ein Portal, das zur normalen Welt führt. Geh langsam darauf zu und klammere dich an den scheinbaren Lichtspalt des Portals. Um es ganz einfach zu gestalten, kannst Du von zehn rückwärtszählen, mit dem Gedanken im Hinterkopf, danach durch diese Tür zu sein und wieder aufzuwachen. Präge Dir einen Schlusssatz ein, wie zum Beispiel: „Zurück in die Realität!", welcher dich auch dahin geleitet. So kannst Du nun jedes Mal in den bewussten Zustand zurückfinden.

Weiter Bücher der Autorin:

Selbsthypnose: Selbsthypnose lernen: Entschlüssle die spirituelle Kraft Deines Unterbewusstseins

Mantras: Entdecke die geheimnisvolle Macht der Affirmationen für mehr Energie und Kreativität

Hellsehen: Entdecke die alte Kunst der Wahrsager und lerne dein Schicksal zu bestimmen

Rechtliches und Impressum:

Ich bin stets bemüht, alle Informationen und Angaben in diesem Buch korrekt und auf dem neusten Stand zu halten. Leider ist es trotzdem nie vollkommen ausgeschlossen, dass Fehler und Unklarheiten entstehen. Aus diesem Grund übernehme Ich keine Gewähr für Aktualität, Richtigkeit, Qualität und Vollständigkeit dieses Werkes. Für Schäden die durch die (Nicht-) Nutzung dieser Informationen, sowohl mittel- als auch unmittelbar entstehen, hafte Ich nicht. Für Hinweise auf Fehler und Unklarheiten wäre Ich Ihnen sehr dankbar!

Susanne May wird vertreten durch:
Daniel Karnatz
Tiefer Weg 22
01689 Weinböhla
karnatzdaniel@gmail.com